OTOLOGIE

DES

SIGNES FOURNIS PAR L'EXAMEN FONCTIONNEL

DE L'OREILLE

PAR LE Dr DE CAPDEVILLE

SECRÉTAIRE GÉNÉRAL DE LA SOCIÉTÉ DE MÉDECINE DE MARSEILLE

∘∘⋙∘∘

MARSEILLE

TYP. ET LITH. BARLATIER-FEISSAT PÈRE ET FILS

Rue Venture, 19.

—

1875

OTOLOGIE

—

DES SIGNES FOURNIS PAR L'EXAMEN FONCTIONNEL

DE L'OREILLE

OTOLOGIE

DES

SIGNES FOURNIS PAR L'EXAMEN FONCTIONNEL

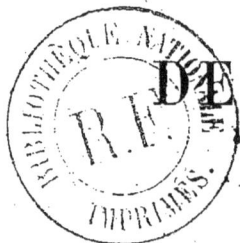

DE L'OREILLE

PAR LE Dr DE CAPDEVILLE

SECRÉTAIRE GÉNÉRAL DE LA SOCIÉTÉ DE MÉDECINE DE MARSEILLE

——∘∘❀∘∘——

MARSEILLE

TYP. ET LITH. BARLATIER-FEISSAT PÈRE ET FILS
Rue Venture, 19.

—

1875

OTOLOGIE

DES SIGNES FOURNIS PAR L'EXAMEN FONCTIONNEL

DE L'OREILLE

I. — Il convient, lorsqu'on se trouve en présence d'une a
ffection de l'oreille et avant de pratiquer l'examen objectif de
l'organe, de chercher dans l'étude des phénomènes subjectifs
toutes les données qui peuvent éclairer le diagnostic et le
pronostic. Parmi ces données, on doit, sans contredit, accor-
der la première place à celles qui ressortent de l'examen de la
fonction au point de vue de l'ouïe et du degré auquel elle
persiste. N'y a-t-il pas un rapport étroit entre le jeu et l'état
d'un organe? et l'altération de la fonction n'est-elle pas, le
plus souvent, le meilleur moyen de juger du degré de la
lésion, surtout lorsque celle-ci est profonde et tout à fait inac-
cessible à nos moyens d'investigation ?

Mais s'il est facile de comprendre l'importance de ces recherches, il ne l'est pas autant de les pratiquer et surtout d'en
tirer des déductions sérieusement utiles ; il ne faut pas se
dissimuler, en effet, que l'examen de l'ouïe, et l'interprétation
des résultats qu'il fournit, restent encore aujourd'hui parmi
les desiderata de l'otologie et que dans cette voie presque
tout est à faire. L'absence d'une mesure, d'une unité, à laquelle on puisse rapporter les sensations fournies par le nerf
auditif, fait de la *finesse de l'ouïe* une question tout à fait relative et que, ni les dires du sujet, ni les épreuves auxquelles

nous le soumettons, ne nous permettent de juger d'une façon satisfaisante. A l'égard des affirmations des malades, on sait ce qu'elles valent, et combien il est fréquent de voir des personnes assurer qu'elles jouissent d'une ouïe normale, parce qu'elles peuvent suivre, sans trop de peine, la conversation élevée au diapason ordinaire des relations sociales ; quant aux épreuves, non-seulement elles manquent de toute base physiologique, qui seule pourrait leur donner le caractère de la précision, mais encore elles ont recours à des procédés tellement imparfaits, si peu scientifiques, qu'il est impossible de leur demander autre chose que quelques aperçus bien incomplets sur l'état de l'ouïe.

Il y aurait, à ce point de vue, un parallèle intéressant à établir entre l'examen fonctionnel de l'œil et celui de l'oreille, entre les moyens d'exploration que l'un et l'autre mettent en œuvre pour juger de l'état normal ou pathologique de la vue et de l'ouïe. Malheureusement, ce parallèle est plus facile à signaler qu'à poursuivre, tant à cause de l'imperfection relative de nos connaissances sur la physiologie de l'oreille, que des conditions particulières qui président aux phénomènes acoustiques ; aussi, ne peut-il avoir d'autre résultat que de mettre en relief, à côté des indications précieuses et du degré de certitude que nous fournit l'exploration subjective de l'œil sur le jeu des divers appareils qui concourent à la vision, l'obscurité dans laquelle nous laisse l'examen fonctionnel de l'oreille pour tout ce qui a trait à l'audition.

En physiologie, les causes de cette différence ressortent d'elles-mêmes. C'est ainsi que notre ignorance du rôle que jouent, dans le mécanisme de l'audition, les organes destinés à transmettre jusqu'aux expansions du nerf auditif les vibrations sonores, ne nous permet pas de juger de la part qu'ils prennent dans les altérations de la fonction ; assurément, ce rôle ne se borne pas à une simple transmission passive ; ces organes constituent, bien des faits le démontrent, un appareil de perfectionnement, au même titre que l'appareil ciliaire et réfringent pour l'œil ; or, tandis que l'optométrie, chez ce dernier, nous permet de déterminer avec une exactitude

presque mathématique les anomalies de la réfraction stati-
que et dynamique, nous n'avons aucun moyen de reconnaître, ni d'apprécier les aberrations qui se produisent dans
le mode de transmission des sons, ni par conséquent d'isoler,
dans les troubles de la fonction, ce qui appartient aux parties
accessoires de ce qui doit être imputé à l'appareil nerveux.

Pour cet appareil lui-même, nous ne sommes pas encore
fixés sur les usages des diverses parties qui le constituent ;
des trois portions de l'oreille] profonde : vestibule, canaux
semi-circulaires, limaçon, on ne sait pas s'il en est une qui
soit plus spécialement chargée de recevoir et de transmettre
aux centres nerveux l'impression des ondes sonores, ou bien
si chacune se réserve une part des notions multiples qui nous
parviennent par le sens de l'ouïe. Quant au rôle dévolu aux
éléments microscopiques qui représentent, en dernière analyse, les agents de la transformation qui s'opère à la surface
de la membrane nerveuse, il est encore enveloppé de profondes obscurités. Helmholtz a fait, à ce sujet, une hypothèse in-
génieuse, fondée sur la découverte des fibres de Corti ; d'après
lui, il y aurait autant de fibres qu'il y a de sons simples susceptibles d'être perçus par l'oreille, et chacune d'elles cor-
respondrait à un son particulier qui la ferait vibrer par
influence toutes les fois que le mouvement vibratoire qui lui
est propre serait transmis à l'oreille ; ce serait l'ébranlement
de chacune de ces fibres qui mettrait en jeu, soit directe-
ment, soit par l'intermédiaire des otolithes, les filets nerveux
élémentaires. (Voir GARIEL, *Phénomènes physiques de l'audition*.
Paris 1869). Bien que cette hypothèse très séduisante ait permis à son auteur d'expliquer d'une façon rationnelle la plu-
part des phénomènes de l'audition, tels que : la possibilité
d'entendre simultanément plusieurs sons différents, l'impression toute particulière qui constitue le timbre, l'effet dé-
sagréable des dissonances fondées sur la théorie des battements, etc., elle n'est pas encore assise sur des bases assez
solides pour qu'on puisse la considérer comme parfaitement
démontrée et en tirer des déductions pratiques au point de
vue de la clinique.

De pareilles incertitudes ne sont pas faites pour faciliter l'étude analytique de la fonction, la seule qui pourrait nous fixer sur le siége, comme sur l'importance des désordres qui en altèrent le jeu régulier. Si nous ne sommes pas beaucoup mieux fixés sur le jeu des éléments qui constituent la rétine, nous possédons au moins une donnée importante dans la connaissance des dimensions de l'image, en deçà desquelles les impressions cessent d'être distinctes : c'est sur cette connaissance qu'est basée la notion de l'*acuité visuelle*, notion qui nous fournit les indications les plus précises sur le degré de sensibilité de la rétine ; nous n'avons pour l'oreille aucune source d'indications qu'on puisse mettre en parallèle avec l'acuité visuelle, et la donnée sur laquelle pourrait reposer l'*acuité auditive* est encore à trouver.

A l'égard des conditions qui président aux phénomènes acoustiques, elles sont assez complexes, la part respective qu'elles prennent dans la sensation est assez mal définie, pour qu'on ne puisse aisément les soumettre au contrôle d'une expérimentation raisonnée et fertile en enseignements.

L'*intensité*, dépendant de la puissance vive des vibrations sonores, la *hauteur*, réglée par le nombre de ces vibrations pendant l'unité de temps, représentent d'abord deux caractères élémentaires des sons, susceptibles de varier dans des limites très étendues. Sans chercher à déterminer l'excitabilité de l'oreille pour toutes les variations d'intensité et de hauteur correspondant à la série indéfinie de sons perceptibles, il serait nécessaire, pour juger de sa sensibilité, de se livrer à un premier examen où on ferait méthodiquement intervenir ces deux conditions ; c'est ainsi que dans chaque cas particulier nous aurions à déterminer : pour l'intensité, le degré minimum d'amplitude capable d'impressionner l'ouïe ; pour la hauteur, la façon dont celle-ci perçoit et distingue les sons compris dans une certaine étendue de l'échelle musicale. S'il existe, à l'égard de l'appréciation des sons et des intervalles musicaux, des aptitudes particulières et de grandes différences individuelles, analogues à celles qu'on observe pour les autres sens, il y a pourtant des sons auxquels l'oreille s'arrête plus volontiers, des intervalles qu'elle saisit mieux, à cause du rapport simple existant entre les nombres de leurs vibrations respectives ; c'est sur de pareils sons que devrait porter l'expérience.

Il est un autre caractère, le *timbre*, dont Helmholtz a donné l'explication en démontrant qu'il résulte de l'association, à une même note fondamentale, d'harmoniques, de nombre et d'intensité variables. Par la nature même de sa cause et en raison de la part considérable qu'il prend dans les sons qu'émet la voix humaine, ce caractère acquiert une importance qu'on ne saurait méconnaître ; il faudrait donc en tenir compte, comme des deux premiers, et rechercher par de nouvelles épreuves comment l'oreille saisit les nuances si variées du timbre des voyelles ou des divers instruments.

Enfin, il ne suffit pas de savoir comment un appareil nerveux perçoit des impressions isolées ou successives pour juger de son intégrité et de son aptitude fonctionnelle ; il faut encore et surtout savoir comment il se comporte vis-à-vis des impressions complexes qu'il est destiné à transmettre. Cette nécessité ressort, pour l'oreille, de la nature des sons qui la frappent le plus habituellement et qu'elle a le plus intérêt à saisir dans toute leur netteté ; or, ceux qui émanent de la voix de nos semblables se distinguent, sinon par une hauteur d'échelle très élevée, du moins par des nuances infinies d'intensité, de timbre, d'inflexions et par une association de bruits divers qui, pour n'être pas classés dans la série des sons, n'en jouent pas moins un rôle dans la sensation.

On voit par là combien sont multiples les recherches auxquelles l'oreille devait être soumise, pour arriver à une notion exacte de l'état de la fonction et des modifications qu'elle a pu subir. On pourrait, à la rigueur, en multipliant les épreuves, arriver à résoudre approximativement toutes ces questions ; mais qui ne voit que cette manière de procéder, peut-être possible dans quelques expériences de physiologie, serait impraticable auprès des malades qui ne sauraient se prêter à un examen aussi compliqué.

Pour l'œil assurément le problème est tout aussi complexe, car la lumière, comme le son, présente dans le mouvement vibratoire qui lui donne naissance des conditions tout-à-fait analogues d'amplitude, de nombre, d'association des vibrations destinées à impressionner la rétine ; seulement sa solution est simplifiée par la facilité avec laquelle nous pouvons expérimentalement reproduire ces conditions et les soumettre rapidement à l'appréciation du sujet en examen ; en effet, quelques variations dans l'intensité d'un éclairage toujours facile à graduer, quelques tableaux représentant la gamme des couleurs, bien moins étendue que celle des sons, ou retraçant des caractères géométriquement calculés, suffisent à nous renseigner sur la sensibilité de la rétine tant au point de vue de l'intensité de la lumière et des divers rayons du spectre, qu'à celui de son acuité et de l'étendue du champ visuel.

Nous avons, il est vrai, pour l'oreille un moyen d'expérimentation des plus simples et des plus rapides : c'est la parole articulée avec laquelle nous pouvons reproduire à notre gré les conditions expérimentales les plus variées ; aussi plusieurs auteurs la considèrent-elle comme le moyen le plus naturel et le plus complet auquel on puisse avoir recours. Mais lorsqu'on l'examine de près on ne tarde pas à se convaincre qu'elle est loin de se présenter avec les caractères de rigueur et de précision qu'on serait en droit d'exiger d'une épreuve destinée à suppléer toutes les autres. En effet, rien n'est plus variable que l'intensité du son fourni par la voix, non-seulement de diverses personnes, mais encore du même individu ; rien ne varie plus également que le ton, la façon d'articuler, les inflexions et ces mille nuances qui constituent le cachet de telle ou telle voix et qni expliquent les différences dans la facilité avec laquelle certains sourds suivent la conversation de telle ou telle personne ; aussi un tel défaut d'uniformité ne permet pas de trouver dans la parole articulée un point de départ fixe et invariable, un terme de comparaison indispensable à un examen méthodique. D'autre part, il est impossible par ce procédé de localiser l'examen à une seule oreille et de juger comparativement de l'état de l'ouïe dans chacun des deux organes ; en dépit des précautions recommandées par les auteurs : occlusion d'une oreille, position de la tête, etc., on peut se convaincre par soi-même de l'extrême difficulté qu'il y a à isoler complètement une oreille de l'audition, lorsque les sons présentent ce degré d'ampleur et d'intensité qu'ils ont dans la parole articulée et qu'ils sont émis à une certaine distance ; il faut chuchoter à voix basse et tout près d'une oreille pour être certain que l'autre ne prend aucune part à la sensation perçue ; mais alors la parole ne présente plus qu'une succession de bruits mal articulés et mal définis, elle perd tous les caractères qui la distinguent des autres procédés d'exploration. Enfin, comme tous les moyens qui s'adressent à l'ensemble de l'appareil auditif, la voix ne se prête pas à une analyse capable de fournir quelques indications sur le siége, la nature et la forme de l'altération qu'il s'agit de déterminer. Néanmoins, si l'épreuve de la parole est impropre à nous fournir des données précises sur toutes les questions qui se posent en présence d'un état de surdité plus ou moins prononcée, elle mérite d'être conservée, car elle offre l'avantage de représenter l'excitant le plus physiologique de l'oreille, celui que le sujet a le plus d'intérêt à percevoir, et de constituer un excellent procédé de synthèse permettant de juger de l'ensemble de l'audition. On a, du reste, une occasion toute naturelle de la mettre en pratique et d'en tirer tout le parti possible en faisant l'interrogatoire du malade.

Devant l'impossibilité, depuis longtemps reconnue, de se livrer à un examen complet et scientifique de l'ouïe, force a été de limiter le champ de l'investigation, et de se borner : soit à enregistrer les variations que subit la fonction à l'égard de certaines qualités des sons, l'intensité en particulier, soit à chercher dans certains indices et à l'aide de procédés spéciaux quelques notions sur le siége même de l'affection.

Dans le premier ordre d'idées, plusieurs tentatives ont été faites, mais qui n'ont pas toutes donné les résultats qu'en espéraient leurs auteurs. — C'est ainsi que Wolke, au dire de Kramer, avait imaginé un acoumètre, dont celui d'Itard ne

serait qu'une imitation ; dans ces appareils, le son était produit par le choc d'un petit marteau métallique, tombant d'une
hauteur plus ou moins élevée, sur une plaque sonore, et on
mesurait la distance maximum à laquelle le son était perçu.
Plus récemment, Conta, se fondant sur un autre principe, celui du temps pendant lequel le son d'un diapason une fois
ébranlé est entendu par l'oreille, a inventé un appareil, heu-
reusement modifié par Magnus et dont on trouve la description
dans le traité de de Rossi. En dépit des conditions avantageuses
que ces acoumètres semblaient réaliser, ils ne sont pas arrivés
à se répandre beaucoup dans la pratique, parce que leur ma-
niement, tout simple qu'il soit, n'est pas sans présenter quelques longueurs et quelques embarras qui compliquent inuti-
lement un examen toujours trop long pour les malades, et
surtout parce qu'ils peuvent être facilement suppléés par la
montre. Celle-ci a sur eux l'avantage de fournir un son toujours parfaitement identique, d'une intensité assez faible pour
que de très-légères variations dans la distance à laquelle elle
est placée de l'oreille entraînent des variations très-notables
dans la façon dont il est entendu (on sait que l'intensité est en
raison inverse du carré de la distance) ; cette circonstance fa-
cilite la mensuration rapide de l'intervalle qui la sépare du
conduit et rend possible l'examen isolé de chaque oreille, ce
que ne permettent pas les appareils qui fournissent des sons
sensiblement plus intenses ; elle est enfin très-maniable, facile à appliquer sur les diverses parties des parois crâniennes
et toujours à la disposition du praticien. Il ne faudrait pourtant pas considérer la montre comme un acoumètre parfait,
ne serait-ce qu'à cause des différences qui existent dans l'intensité des sons fournis par les diverses montres, différences
qui ne permettent pas de comparer les résultats obtenus par
les divers observateurs sur le même malade ou dans les mêmes
maladies ; mais, à défaut d'un acoumètre répondant à toutes
les indications de la théorie et à toutes les exigences de la pratique, c'est à elle qu'on a généralement recours pour apprécier la sensibilité de l'oreille à l'égard de l'intensité des vibrations sonores.

Ce sont les indications qu'elle peut fournir sur cette question, comme sur celle de la localisation probable d'une lésion affectant l'ouïe à un degré plus ou moins élevé, que je désire mettre en relief dans cette note, persuadé qu'on n'a peut-être pas demandé à ce mode d'examen tout ce qu'il peut donner. Cette recherche m'amènera à discuter les procédés préconisés par quelques auteurs pour satisfaire au deuxième ordre d'idées que je viens de signaler.

II. — Il est d'usage, lorsqu'on se sert de la montre pour apprécier l'état de l'audition, de procéder de la façon suivante : placer celle-ci en face du conduit à une assez grande distance et la rapprocher graduellement jusqu'à ce que son tic tac soit nettement distingué par la personne; la laisser pendant quelques instants dans cette position pour s'assurer que la sensation persiste ; mesurer, à l'aide d'une règle graduée, cette distance maximum et se porter ensuite de plus en plus près de l'oreille, jusqu'au contact du pavillon, pour se rendre compte de l'augmentation progressive de l'intensité du son perçu par le sujet. Cette manière d'agir est plus sûre que celle qui consiste à placer d'abord la montre au contact de l'oreille et à l'éloigner ensuite jusqu'à ce qu'elle ne soit plus entendue, la persistance de l'impression primitivement perçue fournissant presque toujours des renseignements inexacts sur la distance réelle à laquelle la sensation s'efface. Il y a, dans cette première épreuve, quelques précautions à prendre pour se mettre à l'abri des illusions et des erreurs d'appréciation auxquelles les malades se laissent involontairement aller ; c'est ainsi qu'il est indispensable de leur faire fermer les yeux, d'éloigner et de placer la montre, à leur insu, dans un point où elle ne peut être entendue, ou bien, lorsqu'on est dans le voisinage ou au contact du pavillon, de la remplacer par un objet silencieux, afin de contrôler leurs réponses par ces petites manœuvres et de s'assurer que le bruit ne gît pas dans leur imagination, comme cela arrive si souvent ; ces soins, tout minutieux qu'ils puissent paraître, sont loin d'être inutiles, car on voit tous les jours avec quelle facilité les malades se trompent et peuvent de la meilleure foi nous induire en erreur ; chez les enfants, en particulier, il est presque impossible d'obtenir une réponse satisfaisante.

On applique ensuite la montre sur diverses parties du crâne ou de la face, habituellement la partie antérieure de la fosse temporale, l'apophyse mastoïde et l'apophyse zygomatique, points au niveau desquels les os sont superficiels et la peau n'est pas recouverte de cheveux qui s'opposent a un contact direct ; il est inutile de la placer entre les arcades dentaires, ce supplément d'épreuve ne fournissant aucune donnée importante et pouvant rencontrer une certaine répugnance de la part des malades. Pour chacun de ces points on note si le tictac est entendu et autant que possible avec qu'elle intensité il est perçu. Ici, on aura soin d'interposer entre la montre et l'orifice du conduit la main, ou un écran, qui s'oppose à l'accès des ondes sonores jusqu'à ce dernier, pour être sûr que celles-ci ne suivent que la voie osseuse et ne sont pas transmises simultanément à travers le conduit ; il sera bon également de substituer à la montre, sans que le malade s'en doute, un objet quelconque dont le contact, simulant celui de la montre, permette de s'assurer de l'exactitude de ses premières réponses.

Cette double épreuve, que l'on doit toujours répéter comparativement de l'autre côté, nous fournit deux ordres de données importantes et qui sont la base des déductions que nous pouvons tirer de ce mode d'examen : les unes, relatives à l'audition par la voie normale, que nous pouvons appeler *voie auriculaire* ; les autres, à l'audition par la *voie osseuse* ou *crânienne*.

Pour l'audition auriculaire, elle nous apprend si la montre est entendue à une distance déterminée de l'oreille, seulement au contact du pavillon, ou si elle ne l'est pas du tout.

Pour l'audition crânienne, elle nous dit si les vibrations sont oui ou non perçues au niveau de l'une ou de plusieurs des régions interrogées.

Reste à interpréter ces données et à les mettre à profit au point de vue du diagnostic. Dans ce but, il est nécessaire de

comparer chacune d'elles avec celles que nous fournit l'examen d'une oreille normale, et d'établir ensuite un rapproche-
ment entre les résultats des deux modes d'exploration par la
voie auriculaire et par la voie crânienne.

1° Si nous considérons d'abord la première épreuve, nous
voyons qu'il est possible, connaissant la distance à laquelle le
bruit de la montre est encore perceptible par une ouïe normale, de se faire une idée du degré de la dysécée. Puisque,
toutes choses égales d'ailleurs, l'intensité d'un son varie en
raison inverse du carré de la distance, il est bien évident que
le degré de sensibilité de l'appareil auditif doit varier, lui, en
raison directe du même carré ; si donc, la distance normale
étant prise pour unité, la montre n'est plus entendue qu'à
une distance égale à un demi, un tiers, un quart, ... un
dixième de celle-ci, nous devrons en conclure que la sensibilité
de l'oreille est quatre, neuf, seize, ... cent fois plus faible
qu'à l'état normal. Ce renseignement, tout important qu'il soit,
ne nous fournit malheureusement que des indications bien va-
gues et ne nous apprend rien, soit sur le siége et la nature de
l'affection qui a entraîné cette altération de l'ouïe, soit même
sur la perte réelle subie par cette dernière. L'imperfection ou
le défaut de perception peuvent être dus aussi bien à un vice
dans la transmission des ondes sonores qu'à une perte plus ou
moins prononcée de l'excitabilité de l'appareil nerveux lui-
même, et, si on se bornait à cette première épreuve, il serait
impossible de reconnaître laquelle des deux causes est en jeu.
L'observation de ce qui se passe dans les diverses affections de
l'oreille externe et moyenne peut bien, il est vrai, nous guider
dans ce jugement, mais il faudrait pour cela qu'on eut déterminé, mieux qu'on ne l'a fait jusqu'à présent, l'état de l'ouïe
dans les maladies bien reconnues de ces régions ; or, tout
ce qu'on peut dire à ce sujet, c'est qu'on voit telle altération
peu grave en elle-même suspendre presque complètement la
transmission des ondes sonores jusqu'à l'oreille interne et supprimer tout-à-fait l'audition de la montre, tandis que des lésions très étendues de la caisse laissent subsister une perception
relativement bonne de son mouvement.

Quant à l'appréciation de la surdité vis-à-vis de la parole, nous savons que tous les moyens basés sur l'étude seule de l'intensité sont insuffisants ; c'est ainsi qu'il n'est pas rare de rencontrer des personnes qui entendent la montre à une assez grande distance de l'oreille, alors qu'elles ne peuvent suivre la conversation qu'avec la plus extrême difficulté, et qu'on observe l'inverse tout aussi souvent.

2° Pour l'épreuve de l'audition crânienne, l'examen des conditions qui président à la transmission des ondes sonores à travers les parties solides du crâne va nous montrer le parti qu'on peut tirer de ce mode d'exploration, sur lequel M. Bonnafont a le premier insisté, mais qui est peut-être un peu trop négligé.

On admet généralement que les vibrations d'un corps sonore, mis en contact avec les parois crâniennes, suivent deux voies pour arriver jusqu'à l'épanouissement du nerf auditif : une voie directe, à travers les os qui les transmettent au liquide labyrinthique ; une voie détournée, passant des os à la membrane du tympan, à la chaîne des osselets, pour aboutir en définitive à l'oreille interne. On pourrait en ajouter une troisième, la voie normale, le mouvement vibratoire communiqué à l'air ambiant, pouvant avec celui-ci pénétrer dans le conduit et agir à son tour sur le tympan ; mais celle-ci éliminée par la précaution, précédemment indiquée, d'interposer, entre le corps vibrant et le conduit, un écran qui arrête les ondulations, restent les deux modes de propagation que nous venons de signaler, modes bien différents, puisque, dans le premier, les organes conducteurs ne jouent aucun rôle dans la transmission du son, tandis que, dans le second, ils y prennent une part encore très active.

La propagation directe, qu'indique la théorie, a été confirmée par l'expérience ; en effet, Lucœe et d'autres après lui, ont eu l'occasion d'observer des cas où, avec une destruction complète du tympan et des organes renfermés dans la caisse, la perception crânienne persistait d'une façon très manifeste ; le fait est important à noter, car il démontre que, malgré des altérations graves siégeant dans le conduit ou l'oreille moyenne, la montre appliquée sur le crâne sera encore entendue si l'oreille interne est intacte.

Quant à la propagation indirecte, par la voie tympanique , elle a été confirmée, elle aussi, par l'observation qui constate, à l'état normal, une audition crânienne meilleure que celle qui existe dans les cas où l'appareil conducteur est complètement détruit ; bien plus, dans certains cas pathologiques , elle s'accuse par une augmentation très sensible du son entendu sur le crâne. Les faits sur lesquels repose cette remarque ont été signalés pour la première fois par Weber ; ils ont été repris par Lucæe, par Politzer surtout, qui a voulu en faire la base d'une méthode d'exploration propre à distinguer les affections de l'oreille interne des maladies de la caisse ou du conduit. Les faits en eux-mêmes s'observent assez souvent , car il n'est pas rare de trouver des affections de l'oreille dans lesquelles la perception crânienne est notablement meilleure du côté malade que du côté sain ; l'explication qu'on en a donnée en disant que dans ces cas la réflexion des ondes sonores, qui des os se sont propagées au tympan , se fait tout entière vers le labyrinthe, au lieu de se faire, comme à l'état normal, partie dans cette direction, partie vers l'orifice du conduit, est plausible ; mais les conclusions qu'on a voulu en tirer, en généralisant le phénomène à toutes les maladies de l'appareil conducteur et en en faisant un moyen de diagnostic différentiel entre les affections de ce dernier et celles de l'oreille interne, semblent un peu exagérées. S'il est naturel d'admettre, en effet, qu'un obstacle siégeant dans le conduit , que certaines altérations de la membrane du tympan, s'opposent au transport de dedans en dehors des ondes sonores et favorisent leur réflexion vers la paroi interne de la caisse, il est difficile de supposer que des désordres ayant leur siége sur la chaîne des osselets, qu'un épaississement des membranes qui ferment les fenêtres ronde et ovale puissent produire les mêmes effets ; tout porte à croire, au contraire, que dans ces circonstances, la propagation des vibrations de dehors en dedans, vers le labyrinthe, ne s'effectuera pas aussi bien qu'à l'état normal et que, par conséquent, l'audition crânienne , loin d'être meilleure, se trouvera atténuée.

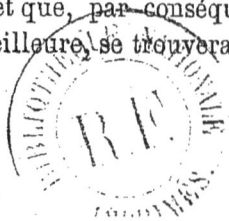

L'observation de Weber ne s'appliquerait donc qu'aux cas où le conduit est obstrué, le tympan est malade, et nullement à ceux où il existe une lésion des parties profondes de l'oreille moyenne, comme celles qu'on trouve, par exemple ; dans le catarrhe sec de la caisse ; aussi le procédé de Politzer ne serait que d'un bien faible secours dans la pratique, puisqu'il ne pourrait fournir que des renseignements tout à fait insuffisants, ou même erronés, pour déceler celles des altérations de l'appareil conducteur qui échappent habituellement à un examen direct et qui constituent, par cela même, la pierre de touche du diagnostic.

Quoiqu'il en soit de cette méthode, qui ne parait pas être sortie beaucoup du domaine de la théorie, il reste établi que les ondes sonores suivent deux voies pour arriver au labyrinthe : une directe ou purement osseuse, — une indirecte, empruntant une partie de son trajet aux organes conducteurs. Comme nous ignorons la part respective que chacune d'elles prend à la sensation, résultante de ce double mode de propagation, il nous est impossible de décider, lorsque nous constatons une atténuation de l'audition crânienne, si c'est à un défaut de sensibilité de l'appareil nerveux qu'elle est due, ou simplement à un obstacle à la transmission du mouvement vibratoire par la voie tympanique, — de savoir, en d'autres termes, si c'est l'oreille interne ou l'oreille moyenne qui doivent être mises en cause. Ce n'est que lorsque toute perception sur le crâne a disparu qu'on est en droit de conclure à une maladie de l'oreille profonde, puisque nous savons que les désordres les plus graves de la caisse ne suffisent pas à supprimer la propagation directe et la sensation à laquelle elle donne lieu. Ainsi, en dehors de ce cas particulier, l'épreuve de l'audition crânienne, considérée isolément, ne peut, elle aussi, nous donner qu'une idée très imparfaite sur l'état des organes auditifs et le parti qu'on en peut tirer se réduirait à bien peu de choses si on se bornait à cette simple constatation.

Mais si on compare les résultats fournis par les deux modes d'exploration à distance et au contact, on peut obtenir à l'égard de la localisation probable de la cause de la dysécée des présomptions qui, dans bien des cas, se changent en certitude. Ces présomptions sont basées sur la relation qui existe à l'état normal entre l'audition crânienne et l'audition auriculaire, au point de vue de l'intensité relative avec laquelle un même son est apprécié par chacune d'elles, et sur les changements que l'état pathologique a pu entraîner dans ce rapport.

Il convient donc de déterminer cette relation et de chercher comment elle peut être altérée dans les diverses maladies de l'oreille.

III. — Lorsqu'on s'en tient aux expériences généralement citées dans les traités de physiologie, expériences dans lesquelles, un diapason étant appliqué sur un point quelconque des parois crâniennes ou simplement suspendu à un fil enroulé autour de la tête, on perçoit un son beaucoup plus fort que lorsqu'on le maintient en face du conduit, la question d'intensité semble résolue en faveur de la voie osseuse ; il paraît naturel qu'en vertu de la conductibilité toute spéciale, reconnue en physique aux corps solides, les vibrations soient transmises avec plus d'intensité au labyrinthe par cette voie que par l'air et les organes conducteurs. Mais si, généralisant cette conclusion, on en inférait que la montre doit être mieux entendue au contact qu'en regard du pavillon, on commettrait une erreur contre laquelle il est bon d'être mis en garde. Il suffit déjà de comparer les bruits que nous percevons lorsque la montre est à quelques centimètres de l'oreille et lorsqu'elle est appliquée sur le crâne, pour s'assurer que dans la première position son mouvement nous paraît plus fort que dans la deuxième ; cependant, comme la comparaison de deux sensations peu différentes en elles-mêmes offre toujours quelque chose d'incertain, il vaut mieux procéder d'une façon différente et chercher, en atténuant progressivement le son produit, quel est le point où la sensation disparaît en premier lieu.

L'expérience est facile à faire et chacun peut la répéter avec sa propre montre. Pour cela, on en étouffe le bruit en l'enveloppant dans un tissu dont on augmente graduellement l'épaisseur, et on la place alternativement en face du conduit et au contact de la tête ; dans ces essais successifs, on note qu'à mesure que la distance à laquelle elle est entendue diminue, la sensation au contact devient, elle aussi, de plus en plus faible, et qu'il arrive un moment où celle-ci disparaît tout-à-fait, alors que le bruit persiste encore d'une façon très-nette à 30 ou 35 centimètres du pavillon.

C'est ici qu'on peut se convaincre de la nécessité qu'il y a de bien isoler le conduit par l'application de la main faisant écran au devant de lui, car on remarque que le son qui n'est pas entendu lorsqu'on a pris cette précaution, l'est immédiatement si on enlève la main qui s'opposait à l'accès des vibrations aériennes. On peut aussi s'assurer de l'exactitude de la remarque de Weber sur l'influence de l'occlusion du conduit sur l'audition crânienne ; il suffit, en effet, d'introduire légèrement l'extrémité du doigt dans son orifice pour entendre de nouveau le tictac qui venait de disparaître.

En général, la sensation ne s'efface pas simultanément dans les trois points d'application de la montre ; c'est au niveau de l'apophyse mastoïde que le son s'éteint en premier lieu, puis vient l'apophyse zygomatique, enfin la partie antérieure de la fosse temporale est celui où il persiste le plus longtemps. C'est ce même ordre de disparition du bruit crânien qu'on observe le plus souvent dans les cas pathologiques ; il n'y a pourtant rien d'absolu à cet égard et de légères variations dans la conductibilité relative de ces diverses régions peuvent tenir, soit à des différences dans l'épaisseur des parties molles qui recouvrent les os, soit à des dispositions plus profondes, normales ou pathologiques, dont il n'est pas toujours facile de se rendre compte.

Quant au moment où cette perception cesse chez les divers sujets, il est assez variable, et il y aurait à cet égard des recherches intéressantes à faire, en particulier aux divers âges ; sans avoir poursuivi ces recherches sur une échelle bien grande, j'ai pu me convaincre que la sensibilité crânienne diminue très-rapidement chez les personnes âgées, au point même de faire complètement défaut pour la montre dont le son est encore parfaitement entendu à une certaine distance de l'oreille, ce qui ne peut tenir évidemment qu'à cet affaiblissement progressif qui se produit avec l'âge dans la sensibilité de tous les appareils nerveux.

Une circonstance influe aussi sur la rapidité plus ou moins grande avec laquelle le son crânien cesse d'être perçu : c'est l'étendue de la surface de contact entre la montre et les parois de la tête; lorsque celle-ci ne les touche qu'en un point très-limité, le tic-tac disparaît beaucoup plus tôt que lorsqu'elle est appliquée sur une large surface. Ce fait n'a rien que de très naturel, puisqu'on sait que la transmission d'un mouvement vibratoire dépend non-seulement de l'intensité de ce mouvement, mais encore de la liaison qui existe entre les corps en contact ; plus la liaison sera étendue, plus la transmission s'effectuera avec énergie. Ainsi s'explique ce résultat de l'expérience du diapason, suspendu à un cordon enroulé autour de la tête, pendant laquelle on éprouve une sensation sonore d'une grande puissance; dans ce cas, il faut tenir compte du contact très-étendu du corps en vibration (c'est le cordon auquel le mouvement vibratoire du diapason se communique), contact qui fait participer à ce mouvement toute la boîte crânienne, et a pour effet de transmettre les ondulations avec une intensité plus grande à l'appareil nerveux; cette expérience ne présente donc rien de contradictoire avec celle de la montre.

Quoiqu'il en soit, de ces légères variations tenant à l'âge du sujet, au lieu d'application sur le crâne, à l'étendue du contact de la montre, il ressort de ces recherches que ses vibrations sont transmises avec une moindre énergie par la voie osseuse que par la voie normale, puisque le même bruit qui est entendu, lorsqu'on la place à plusieurs centimètres de l'oreille, cesse d'être perçu au contact de la tête. On comprend du reste aisément cette perte d'intensité des vibrations qui se propagent par les os.

On sait que l'intensité d'un son perçu dépend de conditions
multiples parmi lesquelles la nature et la disposition des mi-
lieux successifs, à travers lesquels cette propagation a lieu,
jouent le plus grand rôle; or il est facile de voir que les parois du crâne ne présentent pas une constitution homogène,
mais qu'elles offrent au contraire, par la multiplicité des éléments anatomiques qui les constituent, une texture peu favorable à la conservation intacte du mouvement vibratoire qui
leur est transmis; rien d'étonnant, par conséquent, que cette
intensité s'atténue avec une assez grande rapidité et que le mouvement n'arrive plus dans le labyrinthe qu'avec une force vive
insuffisante pour mettre en jeu les éléments nerveux destinés
à recevoir l'impression. Ce qui le prouve, c'est la disparition
prématurée de la sensation au niveau des régions qui, soit par
leur éloignement de l'oreille interne, soit par la texture spon-
gieuse du squelette, comme l'apophyse mastoïde, sont peu
favorables à cette transmission. La voie normale, au contraire,
se trouve dans les conditions les plus propres à la conservation
de cette intensité; les ondes sonores, après avoir traversé le
conduit, rencontrent une série de membranes tendues et d'appareils délicats qui réalisent la disposition considérée par
Muller comme celle qui conserve le mieux la force vive du
mouvement vibratoire.

En même temps que cette expérience de la montre, dont on
atténue progressivement le bruit, nous apprend que la conductibilité auriculaire l'emporte sur la conductibilité crânienne, elle nous permet de déterminer la distance du conduit
où le tic-tac est entendu avec la même intensité qu'au contact. Il suffit pour cela, au moment où le bruit cesse d'être
entendu sur le crâne, de chercher le point où celui-ci cesse
également d'être perçu en face du pavillon; il est évident qu'à
ce niveau les vibrations sonores, quelle que soit leur amplitude, arrivent aux centres nerveux avec la même intensité
que lorsqu'elles suivent la voie osseuse; — or, ce point se
trouve situé, nous l'avons vu, à 30 ou 35 centimètres du
conduit, c'est donc à cette distance que l'impression pro-
duite par le tic-tac d'une montre doit être considérée comme

sensiblement identique à celle qu'on obtient lorsqu'on l'applique sur le crâne : en deçà le son perçu sera plus fort, au
delà il sera plus faible. Toutes les fois qu'on voudra juger du
rapport qui existe entre les deux modes de perception, c'est-
à-dire comparer les sensations fournies par chacun d'eux, il
sera donc nécessaire de placer alternativement la montre au
contact du crâne et à 30 centimètres environ du pavillon.

Après avoir déterminé la relation qui existe à l'état normal
entre l'audition crânienne et l'audition auriculaire, il nous
reste à chercher comment cette relation peut être modifiée
par un état pathologique localisé dans telle ou telle partie de
l'oreille ; il sera facile, après, de voir comment un parallèle établi entre les deux modes de perception peut nous guider
dans la recherche du siége de la dysécée.

Admettons d'abord le cas d'une altération siégeant dans une
partie quelconque de l'appareil conducteur des sons, avec intégrité de l'oreille interne. Ici, naturellement, la transmission
par la voie normale ne s'effectuera plus comme à l'état physiologique et nous devons trouver une diminution plus ou
moins marquée de la perception auriculaire. Quant à la conductibilité crânienne, trois éventualités pourront se présenter :
ou elle n'aura pas varié, ou elle aura augmenté comme dans
les faits de Weber, ou bien enfin elle aura diminué selon la
possibilité que nous avons admise. Dans le premier cas, le son
perçu par cette voie aura la même intensité qu'à l'état normal ; — dans le second il sera plus fort ; — dans le troisième il
sera plus faible, mais, quoique atténué, il le sera relativement
moins que celui qui est transmis par la voie normale, car
l'altération qui porte sur les parties conductrices agira davan-
tage sur ce dernier mode de transmission que sur le premier
où elle ne joue qu'un rôle secondaire ; dans les trois cas, par
conséquent, *l'audition crânienne devra l'emporter sur l'audition auriculaire.* C'est ce dont on pourra se rendre compte en
comparant les sensations obtenues par l'application de la
montre au contact du crâne et en face du conduit ; seulement
ce n'est pas en un point *quelconque* que celle-ci devra être

placée, mais bien à 30 *centimètres* du pavillon, c'est-à-dire au niveau du point où, à l'état normal, ces sensations offrent à peu près la même intensité ; dans ces conditions la montre sera mieux entendue sur le crâne qu'en face du conduit ; si même l'altération oppose une obstacle sérieux à la propagation naturelle du son, on verra l'audition auriculaire diminuer de plus en plus, la montre n'être plus entendue qu'à quelques centimètres ou au contact du pavillon, alors que la perception crânienne demeurera intacte.

Supposons maintenant l'oreille profonde malade et dans des conditions telles que la mise en activité des éléments nerveux ne puisse plus se faire comme à l'état normal. Ici, evidemment, les deux modes de perception seront simultanément et également atteints, car il n'y a pas de raison pour que l'un soit plus affecté que l'autre ; aussi, tout en présentant chacun un degré d'affaiblissement proportionnel au degré d'altération des parties profondes, leur rapport ne sera pas modifié, en d'autres termes, *les sons perçus sur le crâne et à 30 centimètres du conduit ne présenteront aucune différence appréciable dans leur intensité relative*, et si, ce qui arrive le plus souvent, la montre n'est plus entendue qu'à une distance inférieure, elle cessera en même temps de l'être au contact des os.

Telles sont les conclusions que la théorie nous indique. Nous allons voir qu'elles sont entièrement confirmées par la pratique.

Sur 380 malades inscrits sur mon livre de clinique, j'ai fait le relevé des cas dont l'observation a pu être prise d'une façon complète : examen fonctionnel, exploration anatomique et objective par tous les procédés habituels, commémoratifs, etc. ; ces cas s'élèvent au chiffre de 263.

Au point de vue de l'examen objectif, ces 263 malades se répartissent ainsi :

175 chez lesquels l'examen otoscopique, l'exploration de la gorge, le cathérétisme et l'insufflation de la trompe d'Eustache ont démontré l'existence de lésions ou d'états morbides bien évidents des organes conducteurs des sons ;

88 chez lesquels ces divers procédés d'investigation sont restés complètement négatifs.

Voyons comment ces divers malades se sont comportés vis-à-vis de l'examen fonctionnel.

A. — Sur les 175 malades de la première série, nous avons trouvé :

130 fois l'audition crânienne intacte avec une audition auriculaire très-affaiblie ; la montre n'était plus entendue que dans le voisinage du pavillon, dans des limites qui variaient de 15 à 1 ou 2 centimètres ;

45 fois l'audition crânienne nulle ou très-atténuée avec une diminution proportionnelle de l'audition auriculaire.

A ne comparer que ces deux chiffres 130 et 45, on voit déjà que l'audition crânienne est relativement peu influencée par les maladies des organes conducteurs. Mais si on examine de plus près les 45 cas où on la trouve compromise, on en découvre presque toujours la cause dans une altération concomitante de l'oreille interne. C'est ainsi que sur ce nombre nous trouvons : 17 cas dans lesquels les sujets avaient dépassé l'âge de 60 ans, âge où, on le sait, toute perception crânienne fait habituellement défaut à l'état normal ; — 8 cas où une maladie générale grave, qui avait donné lieu à des désordres appréciables à l'examen, pouvait tout aussi bien avoir porté son action sur les parties profondes ; nous y voyons en effet : la fièvre typhoïde, 4 fois, la coqueluche, la syphilis, la rougeole ; —20 cas, enfin, où la propagation de l'état morbide de la caisse au labyrinthe était rendue évidente, soit par la nature des phénomènes subjectifs qui accompagnaient la dysécée (bruits intenses, battements dans la tête, vertiges), soit par la gravité et la durée des altérations qui n'avaient pu se prolonger sans exercer une influence défavorable sur la nutrition de l'oreille interne.

Ainsi donc, si ces faits démontrent que dans certaines circonstances les maladies de la caisse peuvent se propager vers le labyrinthe, ou seulement co-exister avec des états morbides plus profondément situés et inabordables à nos moyens d'exploration, il n'en reste pas moins établi par les chiffres précédents que les affections exclusivement limitées aux oreilles externe et moyenne n'ont qu'une influence très restreinte sur l'audition crânienne qui, le plus souvent, demeure intacte.

B. — Les 88 cas de la deuxième série comprennent, avons-nous dit, ceux dans lesquels l'examen objectif a été tout-à-fait négatif, où les diverses parties de l'oreille accessibles à nos moyens d'investigation, conduit, tympan, pharynx, trompe, caisse, ont été trouvées dans leur état d'intégrité apparente la plus complète. Je dis *intégrité apparente* avec intention, car rien ne prouve que sur ce nombre certaines altérations difficilement appréciables n'aient pu échapper ; quel que soin qu'on apporte dans l'examen otoscopique, dans l'appréciation des signes fournis par la douche d'air dans la caisse, nos procédés d'exploration sont si imparfaits, les signes physiologiques sont si peu précis et si mal définis, qu'il n'y aurait rien de surprenant qu'on ait confondu avec l'état norma de véritables états morbides des organes conducteurs ; quant aux parties qui échappent réellement à tout examen direct ou indirect, telles que la partie profonde de la chaîne des osselets, la paroi interne de la caisse, il est tout naturel que leurs altérations aient passé inaperçues. Aussi ne devrons-nous pas être surpris si, sur ce nombre de 88 malades, chez lesquels, *à priori*, l'absence de tout phénomène objectif nous portait à localiser la cause de la dysécée dans l'oreille profonde, il s'en trouvait un certain nombre ayant conservé une audition crânienne bonne, malgré la perte plus ou moins marquée de l'audition à distance. C'est ce que nous remarquons, en effet, car sur ces 88 malades nous trouvons :

78 fois l'audition crânienne réduite à zéro, en même temps que la montre n'est plus entendue devant le conduit ou ne l'est qu'à quelques centimètres ;

10 fois l'audition crânienne conservée avec une perte presque absolue de la transmission par la voie normale.

Pour les 78 premiers cas, il a été presque toujours possible d'établir l'existence d'une affection résidant dans l'appareil sensitif lui-même, de poser, en un mot, le diagnostic ; on trouve, en effet, dans l'étiologie, les commémoratifs, la marche, la forme, la durée et certains phénomènes subjectifs locaux ou généraux, des raisons pour localiser, tantôt dans l'oreille interne, tantôt dans les centres nerveux eux-mêmes, la cause de la dysécée. Sans entrer dans le détail de chaque cas particulier, signalons, pour légitimer cette appréciation : les antécédents héréditaires ; — les maladies générales : fièvres graves, infectieuses, ataxie locomotrice progressive, syphilis...; — les traumatismes du crâne ; — certaines professions qui exposent à des bruits répétés assourdissants (tonneliers, calfats), aux congestions encéphaliques (scaphandriers) ; signalons encore : la marche lentement et insensiblement progressive, l'apparition dès le début de phénomènes subjectifs dénotant une perversion de la sensibilité du nerf auditif, l'âge avancé des sujets, etc. Il y aurait, à cet égard, des recherches intéressantes à faire au point de vue des diverses questions qui se rattachent à l'étiologie et à la pathogénie des surdités *dites essentielles ou nerveuses*, mais, pour nous borner au sujet qui nous occupe, il suffira de constater que ces faits confirment pleinement notre deuxième proposition, savoir : que dans les maladies qui portent leur action sur l'oreille profonde, l'audition crânienne se trouve compromise au même degré que l'audition auriculaire.

Quant aux 10 cas qui constituent une proportion bien minime eu égard aux précédents, 1 sur 8 environ, ils ne sont pas assez nombreux pour infirmer la règle et démontrent simplement que, dans certaines circonstances, nos moyens d'exploration sont impuissants à nous faire découvrir des lésions limitées à l'appareil transmetteur des sons ; c'est du moins la seule explication rationnelle qu'on puisse donner de ces faits exceptionnels.

IV.—L'analyse consciencieuse des faits, comme la discussion des lois qui président à la propagation des vibrations sonores vers l'oreille interne, nous permet donc de poser les deux lois suivantes :

1° Lorsque l'affection est exclusivement limitée à l'appareil conducteur des sons, la perception crânienne reste constamment supérieure à l'audition par la voie normale.

2° Lorsque l'oreille interne participe à l'affection ou en est le siége exclusif, les deux modes de perception se trouvent simultanément et également atteints.

Appliquant ces deux lois aux résultats fournis par l'examen fonctionnel, nous pouvons conclure que :

1° Toutes les fois que la montre est mieux entendue sur le crâne, qu'elle ne l'est à 30 centimètres et à fortiori à une distance plus rapprochée, nous sommes en présence d'une affection des organes conducteurs.

2° Toutes les fois que la montre est aussi mal entendue sur le crâne qu'à 30 centimètres, ou qu'elle ne l'est pas en ces deux points, nous sommes en présence d'une affection des parties profondes : oreille interne, nerf auditif ou centres nerveux.

Ces conclusions sont légitimes quel que soit d'ailleurs le degré d'affaiblissement du son, perçu par l'une ou l'autre voie, comparativement à l'état normal ; cet affaiblissement nous indique un état pathologique, mais c'est le rapport actuel existant entre les deux modes de perception qui nous permet de le localiser. Pour établir ce rapport, il suffit dans bien des cas de constater que la montre est ou n'est pas entendue à 30 centimètres de l'oreille ou au contact du crâne, ce qui simplifie le problème et dispense de rechercher des différences d'impressions souvent difficiles à mesurer ; dans d'autres cas, il est nécessaire de comparer les sensations fournies par les deux voies, ce qui est assurément plus délicat, mais néanmoins possible pour une personne sachant analyser ses impressions. Il faut du reste reconnaître que dans la pratique nous sommes rarement appelés à poser le diagnostic dans ces conditions difficiles ; les malades viennent habituellement nous consulter alors que leur ouïe est assez altérée pour que la montre ne soit plus entendue à 30 centimètres et même en deçà ; s'il s'agit d'une grande personne, celle-ci est peu disposée à se préoccuper d'un état qui ne l'empêche pas absolument de suivre la conversation ; s'il s'agit d'un enfant, les parents mettent volontiers sur le compte de l'inattention, de la légéreté de l'âge, la paresse de l'ouïe et ne s'inquiètent du mal que lorsqu'il est déjà tard pour lui porter remède.

La localisation du siége de la dysécée n'offre pas un simple intérêt de curiosité ; elle est surtout importante au point de vue du *pronostic* et du *traitement* ; aussi ne devra-t-on pas négliger les données qui peuvent nous être fournies par l'examen fonctionnel. Dans les cas où il existe des lésions appréciables à l'examen objectif, ces données n'offrent peut-être pas autant d'intérêt, puisqu'il est possible de constater *de visu* les altérations qui compromettent l'ouïe ; néanmoins, comme il existe des cas assez nombreux où, à ces altérations des parties périphériques, se joignent des lésions plus profondes, inabordables à nos moyens d'investigation, elles pourront ici nous prémunir contre un diagnostic incomplet et surtout contre un pronostic trop favorable. Mais c'est pour les cas où l'examen anatomique reste tout-à-fait négatif que les résultats de l'examen fonctionnel acquièrent toute leur valeur. Si, comme nous l'avons établi, la persistance d'une audition crânienne normale ou relativement bonne, à côté d'une audition auriculaire très-altérée, indique l'existence de lésions portant principalement sur les organes conducteurs, le pronostic et le traitement devront être tout autres que ceux des cas où on est autorisé à admettre un état morbide du système nerveux périphérique ou central. Dans ces dernières circonstances, sauf quelques cas exceptionnels, le pronostic est tout-à-fait grave et le traitement demeure le plus souvent impuissant ; lorsqu'au contraire nous pouvons avoir la conviction que l'oreille interne et les centres nerveux jouissent de toute leur intégrité, nous sommes autorisés à conserver plus d'espérances et à insister davantages sur les moyens thérapeutiques.

Je fais ici particulièrement allusion à une affection depuis peu admise dans le cadre nosologique, *à l'otite moyenne sèche ou sclérémateuse*, décrite par Toynbee, Tröltsch, comme une forme fréquente de l'otite moyenne, ne s'accompagnant le plus souvent d'aucun symptôme objectif. On sait l'importance qu'on a voulu attribuer à cette affection, destinée, d'après quelques auteurs, à expliquer presque tous les faits de surdité qu'on qualifiait autrefois du nom de surdité nerveuse ; sans être aussi absolu, et sans rejeter de la pathologie auriculaire les affections encore bien indéterminées qui ont leur siége dans le système nerveux, je crois que cette forme de l'otite moyenne est fréquente et qu'elle répond à bon nombre des cas où l'exploration ne donne que des résultats négatifs. L'examen fonctionnel nous fournit, par contre, le moyen de la reconnaître et de la distinguer des maladies plus profondément situées ; seulement, il importe que cet examen soit pratiqué d'assez bonne heure, avant que des complications du côté de l'oreille interne ne soient venues rendre le diagnostic difficile, ou même impossible, et avant aussi que le mal ne soit inacessible à nos moyens d'action. Je suis convaincu, en effet, que les lésions de la paroi interne de la caisse, des fenêtres ronde et ovale, réagissent à la longue sur l'état du labyrinthe et transforment graduellement une dysécée, simple d'abord, en une surdité confirmée, où la montre ne sera plus entendue, ni sur le crâne, ni sur l'oreille. Nul doute aussi qu'une intervention thérapeutique offre plus de chances au début du mal, qu'à l'époque où des altérations chroniques et profondes résistent à tout traitement.

Voilà pourquoi j'ai insisté sur l'examen fonctionnel, et cherché à poser les conditions où cet examen peut, en indiquant de bonne heure un changement survenu dans le rapport normal entre les deux modes de perception, nous dévoiler cette affection dès le début. Si, au lieu de se présenter à l'époque ou l'ouïe est déjà gravement compromise, les malades se soumettaient à nos soins dans le principe, nul doute que les moyens de traitement ne fussent plus souvent couronnés de succès. Les faits démontrent que les insufflations d'air, ou de vapeurs médicamenteuses dans la caisse, ne jouissent d'une réelle efficacité, qu'autant que les organes délicats qui y sont renfermés n'ont pas été trop profondément altérés dans leur texture et dans leur aptitude fonctionnelle ; aussi est-il permis de désirer voir ce mode d'exploration se généraliser et devenir entre les mains du médecin une source d'indications utiles et permettant une opportune intervention.

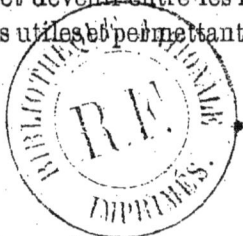

www.ingramcontent.com/pod-product-compliance
Lightning Source LLC
Chambersburg PA
CBHW070716210326
41520CB00016B/4368